RECETAS DE LA COCINA INDIA 2021

RECETAS DE LA COMIDA INDIA PARA PRINCIPIANTES

ANA BELEN HIDALGO

Tabla de contenido

Empanadas de vegetales

Hace 12

Ingredientes

2 cucharadas de polvo de arrurruz

4-5 papas grandes, hervidas y ralladas

1 cucharada de aceite vegetal refinado más extra para freír

125 g / 4½ oz de besan*

25 g / escasa 1 oz de coco fresco rallado

4-5 anacardos

3-4 pasas

125 g / 4½ oz de guisantes congelados, hervidos

2 cucharaditas de semillas de granada secas

2 cucharaditas de cilantro molido en trozos grandes

1 cucharadita de semillas de hinojo

½ cucharadita de pimienta negra molida

½ cucharadita de chile en polvo

1 cucharadita de amchoor*

½ cucharadita de sal de roca

Sal al gusto

Método

- Amasar el arrurruz, las patatas y 1 cucharada de aceite. Dejar de lado.

- Para hacer el relleno, mezcle los ingredientes restantes, excepto el aceite.

- Divida la masa de papa en empanadas redondas. Coloque una cucharada del relleno en el centro de cada hamburguesa. Sellarlos como una bolsa y aplanar.

- Calentar el aceite restante en una cacerola. Sofreír las hamburguesas a fuego lento hasta que se doren. Servir caliente.

Frijoles Germinados Bhel

(Bocadillo salado con frijoles germinados)

Para 4 personas

Ingredientes

100 g / 3½ oz de frijoles mungo germinados, hervidos

250 g / 9 oz de kaala chana*, hervido

3 papas grandes, hervidas y picadas

2 tomates grandes, finamente picados

1 cebolla mediana picada

Sal al gusto

Para la guarnición:

2 cucharadas de salsa picante de menta

2 cucharadas de chutney de mango dulce y picante

4-5 cucharadas de yogur

100 g / 3½ oz de patatas fritas, trituradas

10 g / ¼ oz de hojas de cilantro, picadas

Método

- Mezcle todos los ingredientes, excepto los ingredientes de la guarnición.
- Decore en el orden en que se enumeran los ingredientes. Servir inmediatamente.

Aloo Kachori

(Bola de masa de patata frita)

Rinde 15

Ingredientes

350 g / 12 oz de harina integral

1 cucharada de aceite vegetal refinado más extra para freír

1 cucharadita de semillas de ajowan

Sal al gusto

5 papas, hervidas y machacadas

2 cucharaditas de chile en polvo

1 cucharada de hojas de cilantro picadas

Método

- Amasar la harina, 1 cucharada de aceite, las semillas de ajowan y la sal. Dividir en bolitas del tamaño de una lima. Aplana cada uno entre tus palmas y déjalo a un lado.
- Mezclar las patatas, la guindilla en polvo, las hojas de cilantro y un poco de sal.

- Coloque una porción de esta mezcla en el centro de cada hamburguesa. Selle apretando los bordes juntos.
- Calentar el aceite en una sartén. Fríe los kachoris a fuego medio hasta que se doren. Escurrir y servir caliente.

Dieta Dosa

(Crepe dietético)

Hace 12

Ingredientes

300 g / 10 oz de mung dhal*, remojado en 250ml / 8fl oz de agua durante 3-4 horas

3-4 chiles verdes

2,5 cm / 1 pulgada de raíz de jengibre

100g / 3½ oz de sémola

1 cucharada de crema agria

50g / 1¾oz de hojas de cilantro, picadas

6 hojas de curry

Aceite vegetal refinado para engrasar

Sal al gusto

Método

- Mezclar el dhal con los chiles verdes y el jengibre. Moler juntos.

- Agrega la sémola y la crema agria. Mezclar bien. Agregue las hojas de cilantro, las hojas de curry y suficiente agua para hacer una masa espesa.
- Engrasa una sartén plana y caliéntala. Vierta 2 cucharadas de masa sobre ella y extienda con el dorso de una cuchara. Cocine durante 3 minutos a fuego lento. Voltea y repite.
- Repita para el resto de la masa. Servir caliente.

Nutri Roll

Rinde 8-10

Ingredientes

200g / 7oz de espinacas finamente picadas

1 zanahoria finamente picada

125 g / 4½ oz de guisantes congelados

50 g / 1¾oz de frijoles mungo germinados

3-4 papas grandes, hervidas y machacadas

2 cebollas grandes, finamente picadas

½ cucharadita de pasta de jengibre

½ cucharadita de pasta de ajo

1 guindilla verde finamente picada

½ cucharadita de amchoor*

Sal al gusto

½ cucharadita de chile en polvo

3 cucharadas de hojas de cilantro, finamente picadas

Aceite vegetal refinado para freír

8-10 chapatis

2 cucharadas de chutney de mango dulce y picante

Método

- Cocine al vapor las espinacas, las zanahorias, los guisantes y los frijoles mungo juntos.
- Mezclar las verduras al vapor con las patatas, las cebollas, la pasta de jengibre, la pasta de ajo, la guindilla verde, el amchoor, la sal, la guindilla en polvo y las hojas de cilantro. Amasar bien hasta obtener una mezcla homogénea.
- Forme la mezcla en chuletas pequeñas.
- Calentar el aceite en una cacerola. Sofreír las chuletas a fuego medio hasta que se doren. Escurrir y reservar.
- Unte un poco de chutney de mango dulce y caliente sobre un chapati. Coloque una chuleta en el centro y enrolle el chapatti.
- Repita para todos los chapatis. Servir caliente.

Sabudana Palak Doodhi Uttapam

(Panqueque de sagú, espinacas y calabaza de botella)

Hace 20

Ingredientes

1 cucharadita de toor dhal*

1 cucharadita de mung dhal*

1 cucharadita de frijoles urad*

1 cucharadita de masoor dhal*

3 cucharaditas de arroz

100 g / 3½ oz de sagú, molido en trozos grandes

50g / 1¾oz de espinacas, al vapor y molidas

¼ de calabaza de botella*, rallado

125 g / 4½ oz de besan*

½ cucharadita de comino molido

1 cucharadita de hojas de menta finamente picadas

1 guindilla verde finamente picada

½ cucharadita de pasta de jengibre

Sal al gusto

100ml / 3½ fl oz de agua

Aceite vegetal refinado para freír

Método

- Muele el toor dhal, el mung dhal, los frijoles urad, el masoor dhal y el arroz. Dejar de lado.
- Remoja el sagú durante 3-5 minutos. Escurrir completamente.
- Mezclar con la mezcla de arroz y dhal molido.
- Agregue la espinaca, la calabaza de botella, el besan, el comino molido, las hojas de menta, el chile verde, la pasta de jengibre, la sal y suficiente agua para hacer una masa espesa. Dejar reposar por 30 minutos.
- Engrasa una sartén y caliéntala. Vierta 1 cucharada de masa en la sartén y extiéndala con el dorso de una cuchara.
- Tape y cocine a fuego medio hasta que la parte inferior esté marrón claro. Voltea y repite.
- Repita para el resto de la masa. Sirva caliente con salsa de tomate o chutney de coco verde

Poha

Ingredientes

150g / 5½ oz de poha*

1½ cucharada de aceite vegetal refinado

½ cucharadita de semillas de comino

½ cucharadita de semillas de mostaza

1 papa grande, finamente picada

2 cebollas grandes, finamente rebanadas

5-6 chiles verdes finamente picados

8 hojas de curry, picadas

¼ de cucharadita de cúrcuma

45 g / 1½ oz de maní tostado (opcional)

25 g / escasa 1 oz de coco fresco, rallado o raspado

10 g / ¼ oz de hojas de cilantro, finamente picadas

1 cucharadita de jugo de limón

Sal al gusto

Método

- Lava bien la poha. Escurre el agua por completo y deja la poha a un lado en un colador durante 15 minutos.
- Afloje suavemente los bultos de poha con los dedos. Dejar de lado.
- Calentar el aceite en una cacerola. Agrega el comino y las semillas de mostaza. Déjelos chisporrotear durante 15 segundos.
- Agrega las papas picadas. Sofreír a fuego medio durante 2-3 minutos. Agrega las cebollas, los chiles verdes, las hojas de curry y la cúrcuma. Cocine hasta que las cebollas estén transparentes. Retirar del fuego.
- Agrega la poha, los cacahuetes tostados y la mitad del coco rallado y las hojas de cilantro. Mezcle para mezclar bien.
- Espolvorea el jugo de limón y la sal. Cocine a fuego lento durante 4-5 minutos.
- Adorne con el coco restante y las hojas de cilantro. Servir caliente.

Chuleta de verduras

Hace 10-12

Ingredientes

2 cebollas finamente picadas

5 dientes de ajo

¼ de cucharadita de semillas de hinojo

2-3 chiles verdes

10 g / ¼ oz de hojas de cilantro, finamente picadas

2 zanahorias grandes, finamente picadas

1 papa grande, finamente picada

1 remolacha pequeña, finamente picada

50g / 1¾oz de judías verdes, finamente picadas

50 g / 1¾oz de guisantes verdes

900ml / 1½ pintas de agua

Sal al gusto

¼ de cucharadita de cúrcuma

2-3 cucharadas de besan*

1 cucharada de aceite vegetal refinado más extra para freír

50g / 1¾oz de pan rallado

Método

- Muela 1 cebolla, el ajo, las semillas de hinojo, los chiles verdes y las hojas de cilantro hasta obtener una pasta suave. Dejar de lado.
- Mezcle las zanahorias, la papa, la remolacha, los frijoles y los guisantes en una cacerola. Agregue 500ml / 16fl oz de agua, sal y cúrcuma y cocine a fuego medio hasta que las verduras estén blandas.
- Triturar bien las verduras y reservar.
- Mezcle el besan y el agua restante para formar una masa suave. Dejar de lado.
- Caliente 1 cucharada de aceite en una cacerola. Agregue la cebolla restante y fría hasta que esté transparente.
- Agrega la pasta de cebolla-ajo y sofríe por un minuto a fuego medio, revolviendo continuamente.
- Agregue el puré de verduras y mezcle bien.
- Retirar del fuego y dejar enfriar.
- Divida esta mezcla en 10-12 bolas. Aplanar entre las palmas de las manos para hacer empanadas.
- Sumerja las hamburguesas en la masa y enrolle el pan rallado.
- Calentar el aceite en una sartén. Fríe las hamburguesas hasta que estén doradas por ambos lados.
- Sirva caliente con salsa de tomate.

Uppit de frijol de soja

(Merienda de frijoles de soja)

Para 4 personas

Ingredientes

1½ cucharada de aceite vegetal refinado

½ cucharadita de semillas de mostaza

2 chiles verdes finamente picados

2 chiles rojos finamente picados

Pizca de asafétida

1 cebolla grande, finamente picada

Raíz de jengibre de 2,5 cm / 1 pulgada, en juliana

10 dientes de ajo finamente picados

6 hojas de curry

100g / 3½ oz de sémola de soja*, asado seco

100g / 3½ oz de sémola, tostada en seco

200 g / 7 oz de guisantes

500ml / 16fl oz de agua caliente

¼ de cucharadita de cúrcuma

1 cucharadita de azucar

1 cucharadita de sal

1 tomate grande, finamente picado

2 cucharadas de hojas de cilantro finamente picadas

15 pasas

10 anacardos

Método

- Calentar el aceite en una cacerola. Agrega las semillas de mostaza. Déjelos chisporrotear durante 15 segundos.
- Agrega los chiles verdes, los chiles rojos, la asafétida, la cebolla, el jengibre, el ajo y las hojas de curry. Freír a fuego medio durante 3-4 minutos, revolviendo con frecuencia.
- Agrega la sémola de soja, la sémola y los guisantes. Cocine hasta que ambos tipos de sémola se doren.
- Agrega el agua caliente, la cúrcuma, el azúcar y la sal. Cocine a fuego medio hasta que se seque el agua.
- Adorne con el tomate, las hojas de cilantro, las pasas y los anacardos.
- Servir caliente.

Upma

(Plato de desayuno de sémola)

Para 4 personas

Ingredientes

1 cucharada de ghee

150g / 5½ oz de sémola

1 cucharada de aceite vegetal refinado

¼ de cucharadita de semillas de mostaza

1 cucharadita de urad dhal*

3 chiles verdes, cortados a lo largo

8-10 hojas de curry

1 cebolla mediana, finamente picada

1 tomate mediano, finamente picado

750ml / 1¼ pintas de agua

1 cucharadita de azúcar colmada

Sal al gusto

50g / 1¾oz de guisantes enlatados (opcional)

25g / escasa 1 oz de hojas de cilantro, finamente picadas

Método

- Calentar el ghee en una sartén. Agregue la sémola y fría, revolviendo frecuentemente, hasta que la sémola se dore. Dejar de lado.

- Calentar el aceite en una cacerola. Agrega las semillas de mostaza, el urad dhal, los chiles verdes y las hojas de curry. Freír hasta que el urad dhal se ponga marrón.

- Agrega la cebolla y sofríe a fuego lento hasta que esté transparente. Agrega el tomate y sofríe por otros 3-4 minutos.

- Agrega el agua y mezcla bien. Cocine a fuego medio hasta que la mezcla comience a hervir. Revuelva bien.

- Agrega el azúcar, la sal, la sémola y los guisantes. Mezclar bien.

- Cocine a fuego lento, revolviendo continuamente durante 2-3 minutos.

- Adorna con las hojas de cilantro. Servir caliente.

Vermicelli Upma

(Fideos con Cebolla)

Para 4 personas

Ingredientes

3 cucharadas de aceite vegetal refinado

1 cucharadita de mung dhal*

1 cucharadita de urad dhal*

¼ de cucharadita de semillas de mostaza

8 hojas de curry

10 cacahuetes

10 anacardos

1 papa mediana, finamente picada

1 zanahoria grande, finamente picada

2 chiles verdes finamente picados

1 cm / ½ de raíz de jengibre, finamente picado

1 cebolla grande, finamente picada

1 tomate, finamente picado

50 g / 1¾oz de guisantes congelados

Sal al gusto

1 litro / 1¾ pintas de agua

200g / 7oz de fideos

2 cucharadas de ghee

Método

- Calentar el aceite en una cacerola. Agregue el mung dhal, urad dhal, semillas de mostaza y hojas de curry. Déjalos chisporrotear durante 30 segundos.
- Agrega los cacahuetes y los anacardos. Freír a fuego medio hasta que se doren.
- Agrega la papa y la zanahoria. Freír durante 4-5 minutos.
- Agrega las guindillas, el jengibre, la cebolla, el tomate, los guisantes y la sal. Cocine a fuego medio, revolviendo con frecuencia, hasta que las verduras estén tiernas.
- Añadir el agua y llevar a ebullición. Revuelva bien.
- Agregue los fideos mientras revuelve continuamente para asegurarse de que no se formen grumos.
- Cubra con una tapa y cocine a fuego lento durante 5-6 minutos.
- Agrega el ghee y mezcla bien. Servir caliente.

Bonda

(Chuleta de patata)

Hace 10

Ingredientes

5 cucharadas de aceite vegetal refinado más extra para freír

½ cucharadita de semillas de mostaza

Jengibre de raíz de 2,5 mm / 1 pulgada, finamente picado

2 chiles verdes finamente picados

50g / 1¾oz de hojas de cilantro, finamente picadas

1 cebolla grande, finamente picada

4 papas medianas, hervidas y machacadas

1 zanahoria grande, finamente picada y hervida

125 g / 4½ oz de guisantes enlatados

Pizca de cúrcuma

Sal al gusto

1 cucharadita de jugo de limón

250 g / 9 oz de besan*

200ml / 7fl oz de agua

½ cucharadita de levadura en polvo

Método

- Caliente 4 cucharadas de aceite en una cacerola. Agrega las semillas de mostaza, el jengibre, los chiles verdes, las hojas de cilantro y la cebolla. Freír a fuego medio, revolviendo de vez en cuando, hasta que la cebolla se dore.

- Agrega las patatas, la zanahoria, los guisantes, la cúrcuma y la sal. Cocine a fuego lento durante 5-6 minutos, revolviendo ocasionalmente.

- Espolvoree jugo de limón y divida la mezcla en 10 bolas. Dejar de lado.

- Mezcle el besan, el agua y el polvo de hornear con 1 cucharada de aceite para hacer la masa.

- Calentar el aceite en una cacerola. Sumerja cada bola de papa en la masa y fría a fuego medio hasta que estén doradas.

- Servir caliente.

Dhokla instantáneo

(Pastel sabroso instantáneo al vapor)

Rinde 15-20

Ingredientes

250 g / 9 oz de besan*

1 cucharadita de sal

2 cucharadas de azúcar

2 cucharadas de aceite vegetal refinado

½ cucharada de jugo de limón

240ml / 8fl oz de agua

1 cucharada de levadura en polvo

1 cucharadita de semillas de mostaza

2 chiles verdes, cortados a lo largo

Unas hojas de curry

1 cucharada de agua

2 cucharadas de hojas de cilantro finamente picadas

1 cucharada de coco fresco rallado

Método

- Mezcle el besan, la sal, el azúcar, 1 cucharada de aceite, el jugo de limón y el agua para obtener una masa suave.

- Engrase un molde para pastel redondo de 20 cm.

- Agrega el polvo de hornear a la masa. Mezclar bien y verter inmediatamente en la lata engrasada. Cocine al vapor durante 20 minutos.

- Perfore con un tenedor para verificar si está listo. Si el tenedor no sale limpio, vuelva a vaporizar durante 5-10 minutos. Dejar de lado.

- Calentar el aceite restante en una cacerola. Agrega las semillas de mostaza. Déjelos chisporrotear durante 15 segundos.

- Agrega los chiles verdes, las hojas de curry y el agua. Cocine a fuego lento durante 2 minutos.

- Vierta esta mezcla sobre el dhokla y deje que absorba el líquido.

- Adorne con las hojas de cilantro y el coco rallado.

- Cortar en cuadritos y servir con chutney de menta

Dhal Maharani

(Lentejas Negras y Frijoles)

Para 4 personas

Ingredientes

150 g / 5½ oz de urad dhal*

2 cucharadas de frijoles rojos

1,4 litros / 2½ pintas de agua

Sal al gusto

1 cucharada de aceite vegetal refinado

½ cucharadita de semillas de comino

1 cebolla grande, finamente picada

3 tomates medianos, picados

1 cucharadita de pasta de jengibre

½ cucharadita de pasta de ajo

½ cucharadita de chile en polvo

½ cucharadita de garam masala

120ml / 4fl oz de nata fresca

Método

- Remoje el urad dhal y los frijoles juntos durante la noche. Escurrir y cocinar juntos en una cacerola con el agua y la sal durante 1 hora a fuego medio. Dejar de lado.
- Calentar el aceite en una cacerola. Agrega las semillas de comino. Déjelos chisporrotear durante 15 segundos.
- Agrega la cebolla y sofríe a fuego medio hasta que se dore.
- Agrega los tomates. Mezclar bien. Agrega la pasta de jengibre y la pasta de ajo. Freír durante 5 minutos.
- Agregue el dhal cocido y la mezcla de frijoles, el chile en polvo y el garam masala. Mezclar bien.
- Agrega la nata. Cocine a fuego lento durante 5 minutos, revolviendo con frecuencia.
- Sirva caliente con naan o arroz al vapor.

Milagu Kuzhambu

(Gramo rojo partido en salsa de pimiento)

Para 4 personas

Ingredientes

2 cucharaditas de ghee

2 cucharaditas de semillas de cilantro

1 cucharada de pasta de tamarindo

1 cucharadita de pimienta negra molida

¼ de cucharadita de asafétida

Sal al gusto

1 cucharada de toor dhal*, cocido

1 litro / 1¾ pintas de agua

¼ de cucharadita de semillas de mostaza

1 guindilla verde, picada

¼ de cucharadita de cúrcuma

10 hojas de curry

Método

- Calentar unas gotas de ghee en una cacerola. Agrega las semillas de cilantro y sofríe a fuego medio durante 2 minutos. Enfriar y triturar.
- Mezclar con la pasta de tamarindo, la pimienta, la asafétida, la sal y el dhal en una cacerola grande.
- Agrega el agua. Mezclar bien y llevar a ebullición a fuego medio. Dejar de lado.
- Caliente el ghee restante en una cacerola. Agrega las semillas de mostaza, la guindilla verde, la cúrcuma y las hojas de curry. Déjelos chisporrotear durante 15 segundos.
- Agregue esto al dhal. Servir caliente.

Dhal Hariyali

(Verduras de hoja con gramo de bengala partido)

Para 4 personas

Ingredientes

300 g / 10 oz de toor dhal[*]

1,4 litros / 2½ pintas de agua

Sal al gusto

2 cucharadas de ghee

1 cucharadita de semillas de comino

1 cebolla finamente picada

½ cucharadita de pasta de jengibre

½ cucharadita de pasta de ajo

½ cucharadita de cúrcuma

50g / 1¾oz de espinacas picadas

10 g / ¼ oz de hojas de fenogreco, finamente picadas

25 g / escasa 1 oz de hojas de cilantro

Método

- Cocine el dhal con el agua y la sal en una cacerola durante 45 minutos, revolviendo con frecuencia. Dejar de lado.

- Calentar el ghee en una cacerola. Agregue las semillas de comino, la cebolla, la pasta de jengibre, la pasta de ajo y la cúrcuma. Freír durante 2 minutos a fuego lento, revolviendo continuamente.

- Agrega la espinaca, las hojas de fenogreco y las hojas de cilantro. Mezcle bien y cocine a fuego lento durante 5-7 minutos.

- Servir caliente con arroz cocido al vapor

Dhalcha

(Gramo de Bengala partido con cordero)

Para 4 personas

Ingredientes

150g / 5½ oz de chana dhal*

150 g / 5½ oz de toor dhal*

2,8 litros / 5 pintas de agua

Sal al gusto

2 cucharadas de pasta de tamarindo

2 cucharadas de aceite vegetal refinado

4 cebollas grandes, picadas

Jengibre de raíz de 5 cm / 2 pulgadas, rallado

10 dientes de ajo machacados

750 g / 1 lb 10 oz de cordero, picado

1,4 litros / 2½ pintas de agua

3-4 tomates picados

1 cucharadita de chile en polvo

1 cucharadita de cúrcuma

1 cucharadita de garam masala

20 hojas de curry

25g / escasa 1 oz de hojas de cilantro, finamente picadas

Método

- Cuece los dhals con el agua y la sal durante 1 hora a fuego medio. Agrega la pasta de tamarindo y tritura bien. Dejar de lado.

- Calentar el aceite en una cacerola. Agrega la cebolla, el jengibre y el ajo. Freír a fuego medio hasta que se doren. Agregue el cordero y revuelva constantemente hasta que se dore.

- Agregue agua y cocine a fuego lento hasta que el cordero esté tierno.

- Agrega los tomates, la guindilla en polvo, la cúrcuma y la sal. Mezclar bien. Cocine por otros 7 minutos.

- Agrega el dhal, el garam masala y las hojas de curry. Mezclar bien. Cocine a fuego lento durante 4-5 minutos.

- Adorna con las hojas de cilantro. Servir caliente.

Tarkari Dhalcha

(Gramo de Bengala partido con verduras)

Para 4 personas

Ingredientes

150g / 5½ oz de chana dhal*

150 g / 5½ oz de toor dhal*

Sal al gusto

3 litros / 5¼ pintas de agua

10 g / ¼ oz de hojas de menta

10 g / ¼ oz de hojas de cilantro

2 cucharadas de aceite vegetal refinado

½ cucharadita de semillas de mostaza

½ cucharadita de semillas de comino

Una pizca de semillas de fenogreco

Una pizca de semillas de kalonji*

2 chiles rojos secos

10 hojas de curry

½ cucharadita de pasta de jengibre

½ cucharadita de pasta de ajo

½ cucharadita de cúrcuma

1 cucharadita de chile en polvo

1 cucharadita de pasta de tamarindo

500 g / 1 lb 2 oz de calabaza, finamente picada

Método

- Cuece los dos dhals con la sal, 2,5 litros / 4 pintas de agua y la mitad de la menta y el cilantro en un cazo a fuego medio durante 1 hora. Triturar hasta obtener una pasta espesa. Dejar de lado.
- Calentar el aceite en una cacerola. Agregue las semillas de mostaza, comino, fenogreco y kalonji. Déjelos chisporrotear durante 15 segundos.

- Agrega los chiles rojos y las hojas de curry. Freír a fuego medio durante 15 segundos.
- Agregue la pasta dhal, la pasta de jengibre, la pasta de ajo, la cúrcuma, el chile en polvo y la pasta de tamarindo. Mezclar bien. Cocine a fuego medio, revolviendo con frecuencia, durante 10 minutos.
- Agrega el agua restante y la calabaza. Cocine a fuego lento hasta que la calabaza esté cocida.
- Agregue el resto de las hojas de menta y cilantro. Cocine por 3-4 minutos.
- Servir caliente.

Dhokar Dhalna

(Cubos de Dhal fritos en curry)

Para 4 personas

Ingredientes

600g / 1lb 5oz chana dhal*, empapado durante la noche

120ml / 4fl oz de agua

Sal al gusto

4 cucharadas de aceite vegetal refinado más extra para freír

3 chiles verdes picados

½ cucharadita de asafétida

2 cebollas grandes, finamente picadas

1 hoja de laurel

1 cucharadita de pasta de jengibre

1 cucharadita de pasta de ajo

1 cucharadita de chile en polvo

¾ cucharadita de cúrcuma

1 cucharadita de garam masala

1 cucharada de hojas de cilantro finamente picadas

Método

- Muela el dhal con el agua y un poco de sal hasta obtener una pasta espesa. Dejar de lado.

- Caliente 1 cucharada de aceite en una cacerola. Agrega los chiles verdes y la asafétida. Déjelos chisporrotear durante 15 segundos. Agregue la pasta dhal y un poco más de sal. Mezclar bien.

- Extienda esta mezcla en una bandeja para que se enfríe. Cortar en trozos de 2,5 cm / 1 pulgada.

- Calentar el aceite para freír en una cacerola. Freír los trozos hasta que estén dorados. Dejar de lado.

- Caliente 2 cucharadas de aceite en una cacerola. Freír las cebollas hasta que se doren. Muela hasta obtener una pasta y reserve.

- Caliente la 1 cucharada de aceite restante en una cacerola. Agregue la hoja de laurel, los trozos de dhal fritos, la pasta de cebolla frita, la pasta de jengibre, la pasta de ajo, el chile en polvo, la cúrcuma y el garam masala. Agregue suficiente agua para cubrir los trozos de dhal. Mezcle bien y cocine a fuego lento durante 7-8 minutos.

- Adorna con las hojas de cilantro. Servir caliente.

Varan

(Dhal de gramo rojo dividido simple)

Para 4 personas

Ingredientes

300 g / 10 oz de toor dhal*

2,4 litros / 4 pintas de agua

¼ de cucharadita de asafétida

½ cucharadita de cúrcuma

Sal al gusto

Método

- Cocine todos los ingredientes en una cacerola durante aproximadamente 1 hora a fuego medio.
- Servir caliente con arroz cocido al vapor

Dulce Dhal

(Gramo rojo dulce partido)

Sirve 4-6

Ingredientes

300 g / 10 oz de toor dhal*

2,5 litros / 4 pintas de agua

Sal al gusto

¼ de cucharadita de cúrcuma

Una pizca grande de asafétida

½ cucharadita de chile en polvo

5cm / 2in trozo de jaggery*

2 cucharaditas de aceite vegetal refinado

¼ de cucharadita de semillas de comino

¼ de cucharadita de semillas de mostaza

2 chiles rojos secos

1 cucharada de hojas de cilantro finamente picadas

Método

- Lavar y cocinar el toor dhal con el agua y la sal en un cazo a fuego lento durante 1 hora.
- Agregue la cúrcuma, la asafétida, el chile en polvo y el azúcar moreno. Cocine por 5 minutos. Mezclar bien. Dejar de lado.
- En una cacerola pequeña, caliente el aceite. Agregue las semillas de comino, las semillas de mostaza y los chiles rojos secos. Déjelos chisporrotear durante 15 segundos.
- Vierta esto en el dhal y mezcle bien.
- Adorna con las hojas de cilantro. Servir caliente.

Dhal agridulce

(Gramo rojo agridulce dividido)

Sirve 4-6

Ingredientes

300 g / 10 oz de toor dhal*

2,4 litros / 4 pintas de agua

Sal al gusto

¼ de cucharadita de cúrcuma

¼ de cucharadita de asafétida

1 cucharadita de pasta de tamarindo

1 cucharadita de azucar

2 cucharaditas de aceite vegetal refinado

½ cucharadita de semillas de mostaza

2 chiles verdes

8 hojas de curry

1 cucharada de hojas de cilantro finamente picadas

Método

- Cuece el toor dhal en una cacerola con el agua y la sal a fuego medio durante 1 hora.

- Agrega la cúrcuma, la asafétida, la pasta de tamarindo y el azúcar. Cocine por 5 minutos. Dejar de lado.

- En una cacerola pequeña, caliente el aceite. Agrega las semillas de mostaza, los chiles verdes y las hojas de curry. Déjelos chisporrotear durante 15 segundos.

- Vierta este condimento en el dhal.

- Adorna con las hojas de cilantro.

- Sirva caliente con arroz al vapor o chapatis.

Mung-ni-Dhal

(Gramo verde partido)

Para 4 personas

Ingredientes

300 g / 10 oz de mung dhal[*]

1,9 litros / 3½ pintas de agua

Sal al gusto

¼ de cucharadita de cúrcuma

½ cucharadita de pasta de jengibre

1 guindilla verde finamente picada

¼ de cucharadita de azúcar

1 cucharada de ghee

½ cucharadita de semillas de sésamo

1 cebolla pequeña picada

1 diente de ajo picado

Método

- Hervir el mung dhal con el agua y la sal en una cacerola a fuego medio durante 30 minutos.
- Agrega la cúrcuma, la pasta de jengibre, la guindilla verde y el azúcar. Revuelva bien.
- Agregue 120ml / 4fl oz de agua si el dhal está seco. Cocine a fuego lento durante 2-3 minutos y reserve.
- Calentar el ghee en una cacerola pequeña. Agrega las semillas de sésamo, la cebolla y el ajo. Fríelos durante 1 minuto, revolviendo continuamente.
- Agregue esto al dhal. Servir caliente.

Dhal con Cebolla y Coco

(Gramo rojo partido con cebolla y coco)

Sirve 4-6

Ingredientes

300 g / 10 oz de toor dhal*

2,8 litros / 5 pintas de agua

2 chiles verdes picados

1 cebolla pequeña picada

Sal al gusto

¼ de cucharadita de cúrcuma

1½ cucharadita de aceite vegetal

½ cucharadita de semillas de mostaza

1 cucharada de hojas de cilantro finamente picadas

50g / 1¾oz de coco fresco rallado

Método

- Hervir el toor dhal con agua, guindillas, cebolla, sal y cúrcuma en una cacerola a fuego medio durante 1 hora. Dejar de lado.
- Calentar el aceite en una cacerola. Agrega las semillas de mostaza. Déjelos chisporrotear durante 15 segundos.
- Vierta esto en el dhal y mezcle bien.
- Decora con las hojas de cilantro y el coco. Servir caliente.

Dahi Kadhi

(Curry a base de yogur)

Para 4 personas

Ingredientes

1 cucharada de besan*

250 g / 9 oz de yogur

750ml / 1¼ pintas de agua

2 cucharaditas de azúcar

Sal al gusto

½ cucharadita de pasta de jengibre

1 cucharada de aceite vegetal refinado

¼ de cucharadita de semillas de mostaza

¼ de cucharadita de semillas de comino

¼ de cucharadita de semillas de fenogreco

8 hojas de curry

10 g / ¼ oz de hojas de cilantro, finamente picadas

Método

- Mezclar el besan con el yogur, el agua, el azúcar, la sal y la pasta de jengibre en una cacerola grande. Revuelva bien para asegurarse de que no se formen grumos.
- Cocine la mezcla a fuego medio hasta que comience a espesar, revolviendo con frecuencia. Llevar a ebullición. Dejar de lado.
- Calentar el aceite en una cacerola. Agregue las semillas de mostaza, semillas de comino, semillas de fenogreco y hojas de curry. Déjelos chisporrotear durante 15 segundos.
- Vierta este aceite encima de la mezcla de besan.
- Adorna con las hojas de cilantro. Servir caliente.

Dhal de espinacas

(Espinaca con gramo verde partido)

Para 4 personas

Ingredientes

300 g / 10 oz de mung dhal*

1,9 litros / 3½ pintas de agua

Sal al gusto

1 cebolla grande picada

6 dientes de ajo picados

¼ de cucharadita de cúrcuma

100g / 3½ oz de espinacas picadas

½ cucharadita de amchoor*

Una pizca de garam masala

½ cucharadita de pasta de jengibre

1 cucharada de aceite vegetal refinado

1 cucharadita de semillas de comino

2 cucharadas de hojas de cilantro finamente picadas

Método

- Cuece el dhal con el agua y la sal en una cacerola a fuego medio durante 30-40 minutos.
- Añadir la cebolla y el ajo. Cocine por 7 minutos.
- Agregue la cúrcuma, las espinacas, el amchoor, el garam masala y la pasta de jengibre. Mezclar bien.
- Cocine a fuego lento hasta que el dhal esté suave y todas las especias se hayan absorbido. Dejar de lado.
- Calentar el aceite en una cacerola. Agrega las semillas de comino. Déjelos chisporrotear durante 15 segundos.
- Vierta esto encima del dhal.
- Adorna con las hojas de cilantro. Servir caliente

Tawker Dhal

(Lentejas rojas partidas agrias con mango inmaduro)

Para 4 personas

Ingredientes

300 g / 10 oz de toor dhal*

2,4 litros / 4 pintas de agua

1 mango verde, deshuesado y en cuartos

½ cucharadita de cúrcuma

4 chiles verdes

Sal al gusto

2 cucharaditas de aceite de mostaza

½ cucharadita de semillas de mostaza

1 cucharada de hojas de cilantro finamente picadas

Método

- Hervir el dhal con el agua, los trozos de mango, la cúrcuma, los chiles verdes y la sal durante una hora. Dejar de lado.

- Calentar el aceite en una cacerola y agregar las semillas de mostaza. Déjelos chisporrotear durante 15 segundos.

- Agregue esto al dhal. Cocine a fuego lento hasta que espese.

- Adorna con las hojas de cilantro. Servir caliente con arroz cocido al vapor

Dhal básico

(Gramo rojo partido con tomate)

Para 4 personas

Ingredientes

300 g / 10 oz de toor dhal*

1,2 litros / 2 pintas de agua

Sal al gusto

¼ de cucharadita de cúrcuma

½ cucharada de aceite vegetal refinado

¼ de cucharadita de semillas de comino

2 chiles verdes, cortados a lo largo

1 tomate mediano, finamente picado

1 cucharada de hojas de cilantro finamente picadas

Método

- Cuece el toor dhal con el agua y la sal en una cacerola durante 1 hora a fuego medio.
- Agrega la cúrcuma y mezcla bien.
- Si el dhal es demasiado espeso, agréguele 120 ml de agua. Mezcle bien y deje reposar.
- Calentar el aceite en una cacerola. Agregue las semillas de comino y déjelas escupir durante 15 segundos. Agrega los chiles verdes y el tomate. Freír durante 2 minutos.
- Agregue esto al dhal. Mezcle y cocine a fuego lento durante 3 minutos.
- Adorna con las hojas de cilantro. Servir caliente con arroz cocido al vapor

Maa-ki-Dhal

(Gramo negro rico)

Para 4 personas

Ingredientes

240g de kaali dhal*

125 g / 4½ oz de frijoles rojos

2,8 litros / 5 pintas de agua

Sal al gusto

Jengibre de raíz de 3,5 cm / 1½ pulgadas, cortado en juliana

1 cucharadita de chile en polvo

3 tomates, en puré

1 cucharada de mantequilla

2 cucharaditas de aceite vegetal refinado

1 cucharadita de semillas de comino

2 cucharadas de nata

Método

- Remoje el dhal y los frijoles juntos durante la noche.
- Cocine con el agua, la sal y el jengibre en una cacerola durante 40 minutos a fuego medio.
- Agrega la guindilla en polvo, el puré de tomate y la mantequilla. Cocine a fuego lento durante 8-10 minutos. Dejar de lado.
- Calentar el aceite en una cacerola. Agrega las semillas de comino. Déjelos chisporrotear durante 15 segundos.
- Agregue esto al dhal. Mezclar bien.
- Agrega la nata. Servir caliente con arroz cocido al vapor

Dhansak

(Gramo rojo picante Parsi Split)

Para 4 personas

Ingredientes

3 cucharadas de aceite vegetal refinado

1 cebolla grande, finamente picada

2 tomates grandes, picados

½ cucharadita de cúrcuma

½ cucharadita de chile en polvo

1 cucharada de dhansak masala*

1 cucharada de vinagre de malta

Sal al gusto

Para la mezcla de dhal:

150 g / 5½ oz de toor dhal*

75 g / 2½ oz de mung dhal*

75g / 2½ oz masoor dhal*

1 berenjena pequeña, cortada en cuartos

Pieza de calabaza de 7,5 cm, en cuartos

1 cucharada de hojas frescas de fenogreco

1,4 litros / 2½ pintas de agua

Sal al gusto

Método

- Cocine los ingredientes para la mezcla de dhal juntos en una cacerola a fuego medio durante 45 minutos. Dejar de lado.
- Calentar el aceite en una cacerola. Freír las cebollas y los tomates a fuego medio durante 2-3 minutos.
- Agregue la mezcla de dhal y todos los ingredientes restantes. Mezclar bien y cocinar a fuego medio durante 5-7 minutos. Servir caliente.

Masoor Dhal

Para 4 personas

Ingredientes

300g / 10oz masoor dhal*

Sal al gusto

Pizca de cúrcuma

1,2 litros / 2 pintas de agua

2 cucharadas de aceite vegetal refinado

6 dientes de ajo machacados

1 cucharadita de jugo de limón

Método

- Cuece el dhal, la sal, la cúrcuma y el agua en una cacerola a fuego medio durante 45 minutos. Dejar de lado.
- Calentar el aceite en una sartén y freír los ajos hasta que se doren. Añadir al dhal y espolvorear con el zumo de limón. Mezclar bien. Servir caliente.

Panchemel Dhal

(Mezcla de cinco lentejas)

Para 4 personas

Ingredientes

75 g / 2½ oz de mung dhal*

1 cucharada de chana dhal*

1 cucharada de masoor dhal*

1 cucharada de toor dhal*

1 cucharada de urad dhal*

750ml / 1¼ pintas de agua

½ cucharadita de cúrcuma

Sal al gusto

1 cucharada de ghee

1 cucharadita de semillas de comino

Pizca de asafétida

½ cucharadita de garam masala

1 cucharadita de pasta de jengibre

Método

- Cuece los dhals con el agua, la cúrcuma y la sal en una cacerola durante 1 hora a fuego medio. Revuelva bien. Dejar de lado.

- Calentar el ghee en una cacerola. Fríe el resto de los ingredientes durante 1 minuto.

- Agregue esto al dhal, mezcle bien y cocine a fuego lento durante 3-4 minutos. Servir caliente.

Cholar Dhal

(Gramo de Bengala dividido)

Para 4 personas

Ingredientes

600g / 1lb 5oz chana dhal*

2,4 litros / 5 pintas de agua

Sal al gusto

3 cucharadas de ghee

½ cucharadita de semillas de comino

½ cucharadita de cúrcuma

2 cucharaditas de azúcar

3 dientes

2 hojas de laurel

2,5 cm / 1 pulgada de canela

2 vainas de cardamomo verde

15 g / ½ oz de coco, picado y frito

Método

- Cuece el dhal con el agua y la sal en una cacerola a fuego medio durante 1 hora. Dejar de lado.

- Caliente 2 cucharadas de ghee en una cacerola. Agrega todos los ingredientes, excepto el coco. Déjelos chisporrotear durante 20 segundos. Agregue el dhal cocido y cocine, revolviendo bien durante 5 minutos. Agrega el coco y 1 cucharada de ghee. Servir caliente.

Dilpasand Dhal

(Lentejas especiales)

Para 4 personas

Ingredientes

60 g / 2 oz de frijoles urad*

2 cucharadas de frijoles rojos

2 cucharadas de garbanzos

2 litros / 3½ pintas de agua

¼ de cucharadita de cúrcuma

2 cucharadas de ghee

2 tomates, escaldados y en puré

2 cucharaditas de comino molido, tostado en seco

125 g / 4½ oz de yogur, batido

120ml / 4fl oz de nata líquida

Sal al gusto

Método

- Mezcle los frijoles, los garbanzos y el agua. Remojar en una cacerola durante 4 horas. Agrega la cúrcuma y cocina por 45 minutos a fuego medio. Dejar de lado.

- Calentar el ghee en una cacerola. Agregue todos los ingredientes restantes y cocine a fuego medio hasta que se separe el ghee.

- Agrega la mezcla de frijoles y garbanzos. Cocine a fuego lento hasta que se seque. Servir caliente.

Dhal Masoor

(Lentejas rojas partidas)

Para 4 personas

Ingredientes

1 cucharada de ghee

1 cucharadita de semillas de comino

1 cebolla pequeña finamente picada

Jengibre de raíz de 2,5 cm / 1 pulgada, finamente picado

6 dientes de ajo finamente picados

4 chiles verdes, cortados a lo largo

1 tomate, pelado y hecho puré

½ cucharadita de cúrcuma

300g / 10oz masoor dhal*

1,5 litros / 2¾ pintas de agua

Sal al gusto

2 cucharadas de hojas de cilantro

Método

- Calentar el ghee en una cacerola. Agrega las semillas de comino, la cebolla, el jengibre, el ajo, las guindillas, el tomate y la cúrcuma. Freír durante 5 minutos, revolviendo con frecuencia.

- Agrega el dhal, el agua y la sal. Cocine a fuego lento durante 45 minutos. Adorna con las hojas de cilantro. Servir caliente con arroz cocido al vapor

Dhal con berenjena

(Lentejas con Berenjena)

Para 4 personas

Ingredientes

300 g / 10 oz de toor dhal*

1,5 litros / 2¾ pintas de agua

Sal al gusto

1 cucharada de aceite vegetal refinado

50g / 1¾oz de berenjenas, cortadas en cubitos

2,5 cm / 1 pulgada de canela

2 vainas de cardamomo verde

2 dientes

1 cebolla grande, finamente picada

2 tomates grandes, finamente picados

½ cucharadita de pasta de jengibre

½ cucharadita de pasta de ajo

1 cucharadita de cilantro molido

½ cucharadita de cúrcuma

10g / ¼oz de hojas de cilantro, para decorar

Método

- Hervir el dhal con el agua y la sal en una cacerola durante 45 minutos a fuego medio. Dejar de lado.
- Calentar el aceite en una cacerola. Agrega todos los ingredientes restantes, excepto las hojas de cilantro. Freír durante 2-3 minutos, revolviendo constantemente.
- Agrega la mezcla al dhal. Cocine a fuego lento durante 5 minutos. Decore y sirva.

Amarillo Dhal Tadka

Para 4 personas

Ingredientes

300 g / 10 oz de mung dhal*

1 litro / 1¾ pintas de agua

¼ de cucharadita de cúrcuma

Sal al gusto

3 cucharaditas de ghee

½ cucharadita de semillas de mostaza

½ cucharadita de semillas de comino

½ cucharadita de semillas de fenogreco

Jengibre de raíz de 2,5 cm / 1 pulgada, finamente picado

4 dientes de ajo finamente picados

3 chiles verdes, cortados a lo largo

8 hojas de curry

Método

- Cocina el dhal con el agua, la cúrcuma y la sal en una cacerola durante 45 minutos a fuego medio. Dejar de lado.

- Calentar el ghee en una cacerola. Agrega todos los ingredientes restantes. Freír durante 1 minuto y verter sobre el dhal. Mezclar bien y servir caliente.

Rasam

(Sopa picante a base de tamarindo)

Para 4 personas

Ingredientes

2 cucharadas de pasta de tamarindo

750ml / 1¼ pintas de agua

8-10 hojas de curry

2 cucharadas de hojas de cilantro picadas

Pizca de asafétida

Sal al gusto

2 cucharaditas de ghee

½ cucharadita de semillas de mostaza

Para la mezcla de especias:

2 cucharaditas de semillas de cilantro

2 cucharadas de toor dhal*

1 cucharadita de semillas de comino

4-5 granos de pimienta

1 guindilla roja seca

Método

- Asar en seco y triturar los ingredientes de la mezcla de especias.

- Mezclar la mezcla de especias con todos los ingredientes, excepto el ghee y las semillas de mostaza. Cocine durante 7 minutos a fuego medio en una cacerola.

- Calentar el ghee en otra cacerola. Agrega las semillas de mostaza y déjalas escupir durante 15 segundos. Vierta esto directamente en el rasam. Servir caliente.

Simple Mung Dhal

Para 4 personas

Ingredientes

300 g / 10 oz de mung dhal*

1 litro / 1¾ pintas de agua

Pizca de cúrcuma

Sal al gusto

2 cucharadas de aceite vegetal refinado

1 cebolla grande, finamente picada

3 chiles verdes finamente picados

Jengibre de raíz de 2,5 cm / 1 pulgada, finamente picado

5 hojas de curry

2 tomates, finamente picados

Método

- Cocina el dhal con el agua, la cúrcuma y la sal en una cacerola durante 30 minutos a fuego medio. Dejar de lado.
- Calentar el aceite en una cacerola. Agrega todos los ingredientes restantes. Freír durante 3-4 minutos. Agregue esto al dhal. Cocine a fuego lento hasta que espese. Servir caliente.

Mungo verde entero

Ingredientes

250 g / 9 oz de frijoles mungo, remojados durante la noche

1 litro / 1¾ pintas de agua

½ cucharada de aceite vegetal refinado

½ cucharadita de semillas de comino

6 hojas de curry

1 cebolla grande, finamente picada

½ cucharadita de pasta de ajo

½ cucharadita de pasta de jengibre

3 chiles verdes finamente picados

1 tomate, finamente picado

¼ de cucharadita de cúrcuma

Sal al gusto

120 ml de leche

Método

- Cocina los frijoles con el agua en una cacerola durante 45 minutos a fuego medio. Dejar de lado.

- Calentar el aceite en una cacerola. Agrega las semillas de comino y las hojas de curry.

- Después de 15 segundos, agregue los frijoles cocidos y todos los ingredientes restantes. Mezcle bien y cocine a fuego lento durante 7-8 minutos. Servir caliente.

Dahi Kadhi con Pakoras

(Curry a base de yogur con albóndigas fritas)

Para 4 personas

Ingredientes
Para la pakora:

125 g / 4½ oz de besan*

¼ de cucharadita de semillas de comino

2 cucharaditas de cebolla picada

1 guindilla verde picado

½ cucharadita de jengibre rallado

Pizca de cúrcuma

2 chiles verdes finamente picados

½ cucharadita de semillas de ajowan

Sal al gusto

Aceite para freír

Para el kadhi:

Dahi Kadhi

Método

- En un bol, mezcle todos los ingredientes de la pakora, excepto el aceite, con suficiente agua para formar una masa espesa. Freír cucharadas en aceite caliente hasta que se doren.
- Cocina el kadhi y agrégale las pakoras. Cocine a fuego lento durante 3-4 minutos.
- Servir caliente con arroz cocido al vapor

Dhal de mango verde dulce

(Gramo rojo partido con mango inmaduro)

Para 4 personas

Ingredientes

300 g / 10 oz de toor dhal*

2 chiles verdes, cortados a lo largo

2 cucharaditas de azúcar moreno*, rallado

1 cebolla pequeña, en rodajas

Sal al gusto

¼ de cucharadita de cúrcuma

1,5 litros / 2¾ pintas de agua

1 mango verde, pelado y picado

1½ cucharadita de aceite vegetal refinado

½ cucharadita de semillas de mostaza

1 cucharada de hojas de cilantro, para decorar

Método

- Mezclar todos los ingredientes, excepto el aceite, las semillas de mostaza y las hojas de cilantro, en una cacerola. Cocine por 30 minutos a fuego medio. Dejar de lado.

- Calentar el aceite en una cacerola. Agrega las semillas de mostaza. Déjelos chisporrotear durante 15 segundos. Vierta esto encima del dhal. Decore y sirva caliente.

Malai Dhal

(Gramo negro partido con crema)

Para 4 personas

Ingredientes

300 g / 10 oz de urad dhal*, empapado durante 4 horas

1 litro / 1¾ pintas de agua

500ml / 16fl oz de leche, hervida

1 cucharadita de cúrcuma

Sal al gusto

½ cucharadita de amchoor*

2 cucharadas de nata

1 cucharada de ghee

1 cucharadita de semillas de comino

Jengibre de raíz de 2,5 cm / 1 pulgada, finamente picado

1 tomate pequeño, finamente picado

1 cebolla pequeña finamente picada

Método

- Cocina el dhal con el agua a fuego medio durante 45 minutos.

- Agrega la leche, la cúrcuma, la sal, el amchoor y la nata. Mezclar bien y cocinar durante 3-4 minutos. Dejar de lado.

- Calentar el ghee en una cacerola. Agrega las semillas de comino, el jengibre, el tomate y la cebolla. Freír durante 3 minutos. Agregue esto al dhal. Mezclar bien y servir caliente.

Sambhar

(Mezcla de Lentejas y Verduras cocidas con especias especiales)

Para 4 personas

Ingredientes

300 g / 10 oz de toor dhal*

1,5 litros / 2¾ pintas de agua

Sal al gusto

1 cucharada de aceite vegetal refinado

1 cebolla grande, en rodajas finas

2 cucharaditas de pasta de tamarindo

¼ de cucharadita de cúrcuma

1 guindilla verde, picada

1½ cucharadita de sambhar en polvo*

2 cucharadas de hojas de cilantro finamente picadas

Para el condimento:

1 guindilla verde, cortada a lo largo

1 cucharadita de semillas de mostaza

½ cucharadita de urad dhal*

8 hojas de curry

¼ de cucharadita de asafétida

Método

- Mezcle todos los ingredientes del condimento. Dejar de lado.
- Cuece el toor dhal con el agua y la sal en un cazo a fuego medio durante 40 minutos. Triturar bien. Dejar de lado.
- Calentar el aceite en una cacerola. Agrega los ingredientes del condimento. Déjelos chisporrotear durante 20 segundos.
- Agrega el dhal cocido y todos los ingredientes restantes, excepto las hojas de cilantro. Cocine a fuego lento durante 8-10 minutos.
- Adorna con las hojas de cilantro. Servir caliente.

Tres dhals

(Lentejas Mixtas)

Para 4 personas

Ingredientes

150 g / 5½ oz de toor dhal*

75g / 2½ oz masoor dhal*

75 g / 2½ oz de mung dhal*

1 litro / 1¾ pintas de agua

1 tomate grande, finamente picado

1 cebolla pequeña finamente picada

4 dientes de ajo finamente picados

6 hojas de curry

Sal al gusto

¼ de cucharadita de cúrcuma

2 cucharadas de aceite vegetal refinado

½ cucharadita de semillas de comino

Método

- Remoje los dhals en el agua durante 30 minutos. Cocine con el resto de ingredientes, excepto el aceite y el comino, durante 45 minutos a fuego medio.
- Calentar el aceite en una cacerola. Agrega las semillas de comino. Déjelos chisporrotear durante 15 segundos. Vierta esto encima del dhal. Mezclar bien. Servir caliente.

Methi-Drumstick Sambhar

(Fenogreco y baquetas con gramo rojo partido)

Para 4 personas

Ingredientes

300 g / 10 oz de toor dhal*

1 litro / 1¾ pintas de agua

Pizca de cúrcuma

Sal al gusto

2 baquetas indias*, Cortado

1 cucharadita de aceite vegetal refinado

¼ de cucharadita de semillas de mostaza

1 guindilla roja, cortada por la mitad

¼ de cucharadita de asafétida

10 g / ¼ oz de hojas frescas de fenogreco, picadas

1¼ cucharadita de sambhar en polvo*

1¼ cucharadita de pasta de tamarindo

Método

- Mezcle el dhal, el agua, la cúrcuma, la sal y las baquetas en una cacerola. Cocine durante 45 minutos a fuego medio. Dejar de lado.

- Calienta el aceite en el sarten. Agregue todos los ingredientes restantes y saltee durante 2-3 minutos. Agregue esto al dhal y cocine a fuego lento durante 7-8 minutos. Servir caliente.

Dhal Shorba

(Sopa de lentejas)

Para 4 personas

Ingredientes

300 g / 10 oz de toor dhal*

Sal al gusto

1 litro / 1¾ pintas de agua

1 cucharada de aceite vegetal refinado

2 cebollas grandes, en rodajas

4 dientes de ajo machacados

50 g / 1¾oz de hojas de espinaca, finamente picadas

3 tomates, finamente picados

1 cucharadita de jugo de limón

1 cucharadita de garam masala

Método

- Cuece el dhal, la sal y el agua en una cacerola a fuego medio durante 45 minutos. Dejar de lado.
- Calentar el aceite. Freír las cebollas a fuego medio hasta que se doren. Agregue todos los ingredientes restantes y cocine por 5 minutos, revolviendo con frecuencia.
- Agregue esto a la mezcla de dhal. Servir caliente.

Mung delicioso

(Mung entero)

Para 4 personas

Ingredientes

250g / 9oz de frijoles mungo

2,5 litros / 4 pintas de agua

Sal al gusto

2 cebollas medianas, picadas

3 chiles verdes picados

¼ de cucharadita de cúrcuma

1 cucharadita de chile en polvo

1 cucharadita de jugo de limón

1 cucharada de aceite vegetal refinado

½ cucharadita de semillas de comino

6 dientes de ajo machacados

Método

- Remoje los frijoles mungo en el agua durante 3-4 horas. Cocine en una cacerola con la sal, la cebolla, los chiles verdes, la cúrcuma y la guindilla en polvo a fuego medio durante 1 hora.

- Agrega el jugo de limón. Cocine a fuego lento durante 10 minutos. Dejar de lado.

• Calentar el aceite en una cacerola. Agrega las semillas de comino y el ajo. Freír durante 1 minuto a fuego medio. Vierta esto en la mezcla de mung. Servir caliente.

Masala Toor Dhal

(Gramo rojo picante partido)

Para 4 personas

Ingredientes

300 g / 10 oz de toor dhal*

1,5 litros / 2¾ pintas de agua

Sal al gusto

½ cucharadita de cúrcuma

1 cucharada de aceite vegetal refinado

½ cucharadita de semillas de mostaza

8 hojas de curry

¼ de cucharadita de asafétida

½ cucharadita de pasta de jengibre

½ cucharadita de pasta de ajo

1 guindilla verde finamente picada

1 cebolla finamente picada

1 tomate, finamente picado

2 cucharaditas de jugo de limón

2 cucharadas de hojas de cilantro, para decorar

Método

- Cocina el dhal con el agua, la sal y la cúrcuma en una cacerola durante 45 minutos a fuego medio. Dejar de lado.

- Calentar el aceite en una cacerola. Agrega todos los ingredientes, excepto el jugo de limón y las hojas de cilantro. Freír durante 3-4 minutos a fuego medio. Vierta esto encima del dhal.

- Agrega el jugo de limón y las hojas de cilantro. Mezclar bien. Servir caliente.

Mung Dhal amarillo seco

(Gramo amarillo seco)

Para 4 personas

Ingredientes

300 g / 10 oz de mung dhal*, remojado durante 1 hora

250ml / 8fl oz de agua

¼ de cucharadita de cúrcuma

Sal al gusto

1 cucharada de ghee

1 cucharadita de amchoor*

1 cucharada de hojas de cilantro picadas

1 cebolla pequeña finamente picada

Método

- Cocina el dhal con el agua, la cúrcuma y la sal en una cacerola durante 45 minutos a fuego medio.
- Calentar el ghee y verterlo encima del dhal. Espolvoree el amchoor, las hojas de cilantro y la cebolla por encima. Servir caliente.

Urad entero

(Gramo negro entero)

Para 4 personas

Ingredientes

300g / 10oz de frijoles urad*, lavado

Sal al gusto

1,25 litros / 2½ pintas de agua

¼ de cucharadita de cúrcuma

½ cucharadita de chile en polvo

½ cucharadita de jengibre seco en polvo

¾ cucharadita de garam masala

1 cucharada de ghee

½ cucharadita de semillas de comino

1 cebolla grande, finamente picada

2 cucharadas de hojas de cilantro finamente picadas

Método

- Cocina los frijoles urad con la sal y el agua en una cacerola durante 45 minutos a fuego medio.
- Agregue la cúrcuma, la guindilla en polvo, el jengibre en polvo y el garam masala. Mezcle bien y cocine a fuego lento durante 5 minutos. Dejar de lado.
- Calentar el ghee en una cacerola. Agregue las semillas de comino y déjelas escupir durante 15 segundos. Agrega la cebolla y sofríe a fuego medio hasta que se dore.
- Agregue la mezcla de cebolla al dhal y mezcle bien. Cocine a fuego lento durante 10 minutos.
- Adorna con las hojas de cilantro. Servir caliente.

Dhal Fry

(Gramo rojo partido con especias fritas)

Para 4 personas

Ingredientes

300 g / 10 oz de toor dhal[*]

1,5 litros / 2¾ pintas de agua

½ cucharadita de cúrcuma

Sal al gusto

2 cucharadas de ghee

½ cucharadita de semillas de mostaza

½ cucharadita de semillas de comino

½ cucharadita de semillas de fenogreco

Jengibre de raíz de 2,5 cm / 1 pulgada, finamente picado

2-3 dientes de ajo, finamente picados

2 chiles verdes finamente picados

1 cebolla pequeña finamente picada

1 tomate, finamente picado

Método

- Cocina el dhal con el agua, la cúrcuma y la sal en una cacerola durante 45 minutos a fuego medio. Revuelva bien. Dejar de lado.

- Calentar el ghee en una cacerola. Agregue las semillas de mostaza, comino y fenogreco. Déjelos chisporrotear durante 15 segundos.

- Agrega el jengibre, el ajo, los chiles verdes, la cebolla y el tomate. Freír a fuego medio durante 3-4 minutos, revolviendo con frecuencia. Agregue esto al dhal. Servir caliente.